AF501055

HISTORIQUE ET CAUSES

DE

# LA FIÈVRE TYPHOÏDE

PAR

LE Dr J.-P. TESSIER

PARIS
J.-B. BAILLIÈRE ET FILS, ÉDITEURS.
19, rue Hautefeuille.

1872

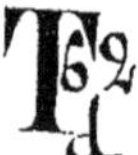

HISTORIQUE ET CAUSES

DE

# LA FIÈVRE TYPHOIDE

HISTORIQUE ET CAUSES

DE

# LA FIÈVRE TYPHOÏDE



PAR

LE Dr J.-P. TESSIER

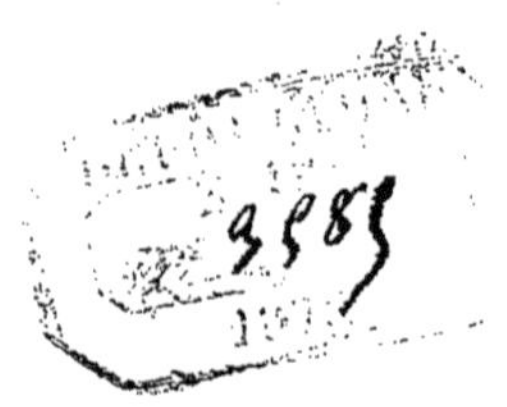

PARIS
J.-B. BAILLIÈRE ET FILS, ÉDITEURS
19, rue Hautefeuille.

1872

## HISTORIQUE ET CAUSES

DE LA

# FIÈVRE TYPHOÏDE

C'est à l'École française que revient l'honneur d'avoir, au début de ce siècle, constitué l'unité morbide de la fièvre typhoïde. Cette découverte était à la fois une révolution et un progrès dans la nosologie des fièvres, jusque-là fort peu avancée. Ce n'est pas que les auteurs anciens qui avaient écrit sur les pyrexies ne connussent pas celle de beaucoup la plus grave et la plus importante, mais chacune de ses formes et de ses variétés avait été décrite comme étant une maladie différente, et de plus la lésion caractéristique de la fièvre typhoïde, lésion qu'on retrouve dans toutes ses formes, et qui est en quelque sorte sa signature, l'ulcération des plaques de Peyer, avait passé sinon inaperçue pour tous, du moins pour le plus grand nombre; et ceux qui l'avaient observée la considéraient comme le résultat de l'inflammation considérable du tube digestif, résultat qui, d'après leurs vues, devait s'observer « quand le miasme poussé vers les intestins, ouvre les embouchures des artères et produit de petits ulcères et des exsudations, de la même façon que le sang fébrile se tournant vers la peau, les pustules et les inflammations se manifestent à l'extérieur. » (1)

Je ne parcourrai pas l'histoire de la médecine à toutes ses époques pour y chercher les auteurs qui ont décrit les fièvres ; outre que le temps et les documents me font défaut, je ne verrais pas à cela une grande utilité; je me contenterai d'examiner les écrits des grands médecins du XVIIIe siècle qui ont, par leurs descriptions exactes et détaillées, permis aux médecins français de rassembler en un seul faisceau ces différentes maladies, et d'en démontrer l'unité.

(1) Willis. (Dict. de Médecine, Art. Fièvres de Littré.)

## CHAPITRE Ier.

### HISTORIQUE. ÉTAT DE LA QUESTION AU XVIIIe SIÈCLE.

Avant de passer en revue les nosographies du siècle dernier, je veux montrer que, dès l'antiquité, Hippocrate avait signalé le danger des fièvres avec lésion de l'intestin grêle, ainsi que le prouve le passage suivant : « Febres vertiginosæ, et cum tenuis intestini morbo, et « sine hoc, perniciem intentant. » (Hipp., Coac., édit. Foës, t. I, p. 132, n° 116.)

Toutefois, ces quelques mots ne prouvent en rien qu'on connût une fièvre spéciale, avec lésion de l'intestin ; au contraire, d'après le texte, il ressort plutôt que la lésion est un phénomène accessoire de la fièvre que tantôt on observe et qui dans d'autres cas peut manquer. Je n'insiste pas, et franchissant les siècles, j'arrive tout de suite aux époques plus rapprchées de nous.

Cullen, dans ses *Eléments de médecine pratique*, décrit la fièvre typhoïde sous le nom de *typhus pétéchial*, réservant le nom de *synochus* à la maladie connue encore sous le nom de *synoque*, et qui est la seconde des fièvres continues. Il en distinguait une forme modérée et une forme grave. Dans la première, sous le nom de typhus modéré, il comprenait : 1° la fièvre nerveuse convulsive de Willis; 2° la fièvre pestilentielle de Fracastor et de Forestus; 3° la fièvre des années 1684 et 1685, décrite par Sydenham, et dont la description, fort courte d'ailleurs, paraît se rapporter à la forme ataxique de la fièvre typhoïde; 4° la fièvre putride nerveuse de

Wintringham; 5° la fièvre lente nerveuse d'Huxham; 6° la fièvre contagieuse de Lind. Toutes ces maladies se rapportent aux formes commune, adynamique, ataxique et lente nerveuse de la fièvre typhoïde. Cette première division est assez bonne, on voit la tendance à l'unité, quoique l'épithète de modéré accolée au typhus nous paraisse sujette à caution. On voit, en effet, dans les auteurs que nous venons de citer, que le typhus modéré causait la mort de bon nombre de malades, soit dans les premiers jours de la maladie, plus fréquemment après le deuxième ou le troisième septénaire. Mais on peut le considérer comme tel par rapport à ce qu'il a décrit sous le nom de typhus pétéchial grave, qui constitue sa seconde forme. Dans ce cadre rentrent le typhus des armées, si grave comme chacun le sait; le scorbut, et les formes pétéchiales ou hémorrhagiques des différentes fièvres. On voit que sous le même nom Cullen décrit des maladies de natures différentes, et qu'il dépasse le but. Enfin, ce qui nous montre qu'il ne faisait qu'entrevoir l'unité morbide de la fièvre typhoïde, c'est qu'il décrit à part la fièvre putride, dont il fait une combinaison de la fièvre lente nerveuse et de la fièvre inflammatoire. Il reconnaît son caractère contagieux et lui décrit trois variétés : 1° la synoque sanguine, ou la fièvre dépuratoire, observée par Sydenham, depuis 1661 jusqu'en 1664; 2° la fièvre continue épidémique, du même auteur, observée depuis 1665 jusqu'en 1667; 3° la fièvre ardente de Rivière.

Malgré ces lacunes, il faut reconnaître que Cullen est l'auteur qui s'est le plus rapproché de l'unité des fièvres. Voici quelques extraits des auteurs, prouvant qu'il existait une certaine notion de cette unité des fièvres graves, et de la coïncidence d'une lésion inflammatoire de l'intestin. Malheureusement cette notion était encore bien vague et bien incertaine, et il fallut bien des luttes pour faire accepter la découverte de cette vérité. C'est, du reste, le propre des véritables progrès de l'esprit humain d'attirer à leur origine sur leurs auteurs la méfiance, sinon la haine des contemporains.

Examinons donc quels étaient les auteurs qui avant Cullen avaient dirigé leur attention sur l'étude des pyrexies :

Dès le commencement du XVIII^e siècle, en 1704, Baglivi, professeur au collége de la Sapience, à Rome, s'exprimait ainsi sur les fièvres malignes et sur celles qu'il appelait mésentériques. « Quæ nobis videntur malignæ « a viscerum phlegmone aut erysipelatode fiunt (1). »

L'une des deux causes auxquelles il rattache ces fièvres, c'est l'inflammation des intestins.

Un peu plus tard, en 1730, Frédéric Hoffmann, dans sa *Médecine raisonnée*, fait remarquer que la synoque putride, la fièvre ardente, bilieuse, inflammatoire, sont accompagnées de l'inflammation des ventricules et des intestins.

Sauvage, qui lui est postérieur de quelques années, marque un progrès dans l'étude des fièvres; on trouve dans sa Nosologie (2) la classe des fièvres divisée en trois ordres : les fièvres continues, les fièvres rémittentes et les fièvres intermittentes. Dans la première classe, la seule qui nous intéresse, il décrit des fièvres bénignes, qui sont l'éphémère et la synoque; et des fiè-

(1) Opera omnia. De febribus malignis et mesentericis. (p. 51, 57.)

(2) Nosologia methodica. (T. I. p. 245.)

vres malignes, qu'il appelle le typhus et la fièvre hectique. Sous le nom de typhus, nous trouvons décrits : 1° le *typhus carcerum* de Pringle, aussi décrit par Huxham, la fièvre lente nerveuse ou *nervous fever*, du même auteur (1752), la fièvre hectique nerveuse de Willis, le typhus d'Égypte (Prosp. Alpinus); enfin, le typhus ictérode ou fièvre jaune d'Amérique. Ces diverses maladies sont ainsi décrites par Sauvage comme étant des formes ou des variétés du typhus.

Selle, qui écrivit vers 1770, s'inspira de Sauvage, il classa les fièvres graves ou bilieuses, adynamiques, etc. Du reste, ses descriptions se rapprochent beaucoup des descriptions données par Sauvage. On peut considérer Sauvage et Selle comme ayant commencé le mouvement scientifique dont Cullen fut le continuateur et qui aboutit à Pinel.

Entre ces deux auteurs se place Chirac, professeur à Montpellier, qui dans son traité des fièvres malignes (page 50) dit ceci : « Le ventre se tendait souvent, et l'*hypochondre droit* était tendu et très-douloureux; l'estomac et les intestins étaient parsemés de taches livides. » Ces altérations anatomiques sont à ses yeux la cause des fièvres.

« Je fus étonné que tant d'habiles médecins, tant anciens que modernes, eussent pris le change dans une matière sur laquelle il était aisé d'avoir des éclaircissements, et qui n'était pas hors de la portée des sens. Je fus surpris qu'ils eussent eu recours à des causes occultes, venimeuses, délétères, à des poisons ou à des vers..., tandis qu'ils pouvaient, à la faveur de l'ouverture des cadavres, se conduire aisément à la connaissance d'une cause très-simple et très-sensible. »

Morgagni n'a guère aperçu que par hasard les altérations de l'intestin dans les fièvres graves, sans aucune idée de rapport net et précis. (Lettres IV, n° 26, XXXI, n° 2.) Il n'en est pas de même des auteurs auxquels nous arrivons maintenant. Rœderer et Wagler avaient fait ensemble plusieurs ouvrages, parmi lesquels une relation d'épidémies très-intéressante (1), travail qui marque un progrès véritable dans l'étude de la question.

Voici comment ces auteurs ont signalé et décrit les lésions de leur maladie muqueuse : « Intestina aere « inflata in universum turgidis cruore vasis picta... in « fine ilei ad omnem superficiem valvulæ Bauhini, in « toto canali appendicis vermiformis, in cæco et sub ip- « sum coli dextri initium, copiosissimi complicantur folli- « culi coagmentati, in capitula non elevati, sed sim- « pliciter orificiis nigricantibus consertim congregatis « distincti... Licet sæpe in hoc morbo observati sint ne « semel attamen elevatis et materia mucosa obscure « cinerea refertos vidimus. » (page 332.)

« Tunica villosa, coli dextri, ultima pars ilei cum val- « vula Bauhini, crassæ, inflatæ, rubræ et multum inflammatæ sunt. Duplici modo ægrum jugulat, alios « inflammatio et gangrena abdominalis in aliis ad pul- « monem decumbit malum. (Ibidem, page 118.)

Stoll (Méd. prat., tome II, page 77,) dit : « Des observations nombreuses m'ont convaincu, malgré mes préjugés..... que les fièvres miliaire, pétéchiale, étaient toujours d'origine gastrique. »

Chez une petite fille de 6 ans, morte le septième jour,

(1) De morbo mucoso, liber singularis, quem nuper speciminis inauguralis loco ediderunt J. Georg. Rœderer et Carl. Got. Wagler, etc. (Gœttingue 1765.)

« dans tout le trajet des intestins grêles, enflammés en partie, en partie gangrenés, on aperçoit beaucoup de pétéchies... Les glandes du mésentère, beaucoup plus volumineuses que dans l'état naturel, étaient d'un rouge noirâtre. (Tome I, page 184.)

Chez une autre malade, morte le trente-deuxième jour, et qui avait offert des pétéchies lenticulaires d'un rouge pâle, « on trouva l'épiploon corrompu et sphacélé, les intestins ou enflammés ou gangrenés en beaucoup d'endroits, les glandes du mésentère plus grosses qu'à l'ordinaire. » (Ibid., page 205.)

Non content d'indiquer ces lésions, il cite encore les auteurs qui ont observé le même fait, ce sont d'après lui : Gemma, Schenck, Van Helmont, Diemerbrœck, Spigel, Wagner de Lubeck.

On voit par ces extraits que Stoll avait aussi des notions sur l'anatomie pathologique des fièvres malignes, qu'il considérait à tort comme produites par la bile, à laquelle du reste il fit toujours jouer un rôle extrêmement important. Il faut se rappeler toutefois que les anciens donnaient le nom de bile, non-seulement au produit de sécrétion de la glande hépatique, mais encore à la matière blanc jaunâtre qui recouvrait le sang tiré de la veine ; ce n'est que beaucoup plus tard qu'on connut la signification de la couenne inflammatoire.

Un médecin anglais, William Stark, a également décrit et même figuré, grossièrement il est vrai, l'ulcération et l'engorgement des glandes de Peyer, mais ses recherches qui promettaient pour l'avenir de nouvelles clartés, furent interrompues par la mort, qui l'enleva dans sa 29e année.

Pour terminer cette aride énumération, fort incomplète d'ailleurs, n'ayant voulu citer que les auteurs qui par leur nom et leurs travaux font autorité dans la science, je rappellerai que Jean-Pierre Franck dans son *Epitome de curandis, hominum morb.*, tome I, signale aussi l'inflammation des viscères abdominaux comme étant souvent liée à la fièvre nerveuse et maligne. Enfin Hufeland dans sa médecine pratique, arrivait à conclure que les différentes espèces de fièvres graves n'étaient pas distinctes dans la nature.

On voit par tout ce qui précède (et je n'ai pas cité tous les faits signalés dans ces auteurs), on voit, dis-je, qu'il existait dans l'esprit des nosologistes une certaine idée, bien vague il est vrai, de l'unité des fièvres. Celui qui s'en est le plus rapproché est, comme on a pu le voir par l'extrait que nous en avons donné, l'illustre Cullen. Vint Pinel qui au lieu d'éclairer les esprits, embrouilla les connaissances acquises avant lui, et recula le moment où l'unité des fièvres eût pu être constituée.

L'auteur de la nosographie philosophique répudia les données de ses prédécesseurs sur le siége anatomique des fièvres, dont il admit six espèces :

1° L'inflammatoire ou angioténique ;

2° La fièvre bilieuse ou gastrique ;

3° La muqueuse, pituiteuse ou glutineuse des auteurs, ou adénoméningée ;

4° La fièvre putride qu'il nomma adynamique;

5° La fièvre maligne qu'il qualifia d'ataxique ;

6° La fièvre adéno-nerveuse ou pestilentielle.

Cette nouvelle classification n'était même pas du reste une œuvre bien originale, et il est facile, avec quelques recherches, de voir que Pinel avait emprunté la première de ses fièvres à la pyrétologie de Selle, qui la décrit sous le nom de *synochus*; il avait emprunté également au même auteur la description de la fièvre ataxique, rendons-lui cette justice, que pour cette dernière il avoue lui-même l'avoir prise dans Selle. La fièvre muqueuse, qui est la troisième de cette classification, est due à Sarcone, à Rœderer et à Wagler, ainsi qu'à Selle qui la désigne par l'épithète de glutineuse. L'adynamique venait de Brown qui lui avait donné le nom d'asthénique. Enfin, il fit rentrer dans le cadre de la fièvre ataxique et de la fièvre adynamique, toutes les fièvres nerveuses des auteurs, leurs typhus, les fièvres des camps, des prisons, des hôpitaux, des navires; il négligea les nuances tirées des causes, des circonstances, de la durée d'un symptôme prédominant, tel que le froid des extrémités, une diarrhée, des sueurs, de l'anxiété, etc.; phénomènes auxquels les nosologistes antérieurs et les contemporains donnaient, il faut en convenir, trop d'importance.

L'ouvrage de Pinel qui fit tant de bruit, n'est plus guère consulté, on professe pour lui une estime de confiance facile à accorder, et qui dispense de consacrer un temps assez long à la lecture d'un travail dont on tirerait fort peu de profit.

L'auteur de l'examen des doctrines médicales a du reste fortement contribué à le faire descendre du piédestal sur lequel l'avaient élevé ses contemporains quand il le jugea dans les quelques lignes suivantes :

« Jamais M. Pinel... n'a prouvé quelque chose. Ainsi *philosophie*, *exactitude*, *sévérité*, *discussion*, *raisonnement*, *goût épuré*, *sage réserve*, *etc.*, remplissent toutes les pages du nosographe. Ces belles et bonnes choses sont recommandées, conseillées à tout le monde. C'est en leur nom et sous leurs auspices que tous les ouvrages de notre auteur sont entrepris; elles retentissent continuellement à l'oreille du lecteur, mais jamais elles ne sont mises en pratique. Au surplus, le professeur de Paris n'est pas le seul écrivain de notre siècle qui annonce toujours qu'il va faire une chose et qui jamais ne la faite. C'est un genre qui a fait fortune et qui est fort à la mode. Un homme fort exécute sans avertir, ou du moins se contente d'un simple avertissement. Un homme faible, un charlatan répète à chaque instant qu'il va rechercher, qu'il va distinguer, qu'il va approfondir, qu'il va vous apprendre, etc.; mais il a d'excellentes raisons pour se dispenser de prendre tant de peine. Quand il a fini de vous déclarer ce qu'il doit faire, son travail est déjà terminé. Le texte de son livre n'est exactement composé que d'annonces et ressemble aux titres ordinaires des chapitres. Cependant le vulgaire répète à l'envi les mots qui proclamaient ce que notre homme devait faire, et bientôt celui-ci passe pour avoir exécuté ce qu'il n'a fait que promettre. »

Cette peinture est vive et mordante, mais on ne peut s'empêcher de la trouver juste quand on a parcouru les œuvres de celui qui passe pour avoir fait tomber les chaînes des aliénés.

En 1813 paraissait le Traité de la fièvre entéro-mésentérique de MM. Petit et Serres; et ce ne fut que trois ans plus tard, en 1816, que Broussais publia son Examen de la doctrine médicale. Au point de vue des dates, MM. Petit et Serres ont la priorité; mais si l'on veut se reporter à ce temps, on peut voir que déjà l'influence de Broussais était considérable, et que ses idées commençaient à se faire jour. D'ailleurs par un court examen du livre de MM. Petit et Serres nous reconnaîtrons que, tout en se rapprochant de l'unité, ils ne l'avaient pas encore établie dans leur livre.

A la page 2 on trouve ceci : «Nous avons nommé entéro-mésentérique une maladie que nous croyons attaquer d'abord les intestins et les glandes du mésentère (1), et donner naissance ensuite à une fièvre aiguë, qui par ses caractères, sa gravité, sa funeste terminaison, si on n'arrête promptement ses progrès, mérite d'être distinguée de toutes celles déjà connues, et réclame des praticiens une attention toute particulière.»

Tout en réservant la cause, on voit que la maladie qui nous occupe est assez bien définie dans son ensemble, mais nous allons voir un peu plus loin que nos auteurs ne connaissaient pas encore les formes sous lesquelles elle peut se présenter, et qu'ils ne lui rattachaient pas ces dernières, qu'ils laissent subsister à côté d'elle comme étant des entités morbides différentes. De plus ils admettaient une fièvre entéro-mésentérique sans ulcération de la muqueuse intestinale, et une forme avec ulcération. Mais, en lisant leurs observations, on voit par la date du décès que chez les premiers la mort étant survenue tardivement, le travail réparateur était déjà accompli, ce qui les a conduits à cette fausse distinction anatomique.

Plus loin, nous les voyons admettre une forme bou-

(1) Nous ne nous arrêterons pas à réfuter cette explication. Nous ne sommes pas de l'avis de ceux qui voient toujours la cause du mal dans la lésion, qui n'en est au contraire que l'effet. Mais ces questions de doctrines nous entraîneraient trop loin, et sont d'ailleurs en dehors du cadre que nous nous sommes proposé de remplir.

tonneuse, c'est une distinction purement anatomique, et par conséquent peu pratique ; une forme vermineuse, ce qui n'est qu'un épiphénomène; enfin ils décrivent la fièvre entéro-mésentérique avec péripneumonie, ce qui correspondrait à ce que certains auteurs décrivent aujourd'hui sous le nom de *forme thoracique;* c'est une complication de la forme commune et particulièrement de la forme adynamique, mais nous ne croyons pas que la broncho-pneumonie de la fièvre typhoïde mérite d'être considérée comme une forme à part, puisqu'elle vient se surajouter aux autres formes dont elle est un accident.

Les causes prédisposantes sont bien indiquées, ce sont l'acclimatation, l'âge, les excès, les fatigues, les privations. Je n'ai pas vu signalée la contagion, mais on sait qu'il y a eu de longues controverses à ce sujet, et il n'y a pas plus de quinze ans que Trousseau jugeait encore nécessaire pour la faire admettre d'apporter des arguments péremptoires pour prouver d'une façon incontestable et que nous nous efforcerons de corroborer dans la deuxième partie de ce travail, que la dothiénentérie, comme il l'appelle, est une maladie qu'il faut considérer comme contagieuse.

La symptomatologie et la marche sont décrites avec soin, et les conclusions de l'ouvrage sont les suivantes :

1° L'altération abdominale est cause de la fièvre entéro-mésentérique et non l'effet d'une crise;

2° La fièvre concomitante n'est pas simplement nerveuse;

3° Il est vraisemblable qu'elle est entretenue par l'introduction d'un principe délétère dans l'économie; et la marche de l'altération abdominale prouve que la propagation de ce principe a lieu de l'intestin sur le mésentère et qu'il infecte par suite la généralité des solides et des fluides.

Cette proposition est encore admise aujourd'hui par un grand nombre de médecins qui croient à la résorption des matières septiques et du miasme typhique, d'où ils tirent l'indication de purger les malades pour balayer l'intestin. Nous pensons, pour notre part, que cette absorption du soi-disant poison typhique, par les radicules veineuses et lymphatiques de l'intestin, n'est rien moins que démontrée; et si les purgatifs sont efficaces dans la fièvre typhoïde, nous y verrions plutôt une action substitutive et légèrement altérante, plutôt qu'une action purement évacuante. Mais revenons à l'ouvrage de MM. Petit et Serres, et à notre œuvre d'historien de la question, aussi bien l'expérience nous fait encore défaut pour aborder les discussions doctrinales, et pour juger ceux qui sont encore nos maîtres.

« La fièvre entéro-mésentérique se rapproche des fièvres adynamiques et ataxiques, et quelques-uns de ses signes particuliers se confondent avec la fièvre muqueuse » (p. 170). On voit donc que pour nos auteurs, les fièvres adynamiques et ataxiques sont distinctes de la leur. Plus loin ils s'efforcent de la séparer de la fièvre mésentérique décrite par Baglivi, et ils donnent pour principale raison que le célèbre médecin romain prétendait guérir ses malades par les purgatifs, tandis qu'ils sont mortels, d'après eux, dans la fièvre entéro-mésentérique (p. 173).

Mêmes soins pour la distinguer de la fièvre lente nerveuse d'Huxam, des fièvres adynamiques et ataxiques décrites par Baillou, de la fièvre gastrique aiguë de Borsieri (1) et de Franck; enfin, de la fièvre maligne qu'on trouve décrite dans les Mémoires de la Société royale de médecine.

Ces citations prouvent surabondamment qu'il y avait un grand pas à faire encore pour rassembler tous ces faisceaux épars, et en constituer un tout homogène qui fût enfin l'expression de la vérité. C'est l'œuvre que Broussais sut en dernier lieu mener à bonne fin.

## CHAPITRE II.

### Broussais, Bretonneau et Trousseau, M. Louis.

Nous voici arrivé à l'époque où la vérité va se dégager complétement des erreurs qui jusqu'alors l'environnaient, et se faire enfin complétement jour. Elle ne sera pas cependant acceptée sans combat par tous les esprits, puis, quand elle aura fait son chemin et pris sa place légitime, l'honneur de sa découverte sera revendiquée par d'autres que par son auteur, et nous verrons Bretonneau et M. Louis, quelques années plus tard, s'attribuer, le premier, dans un mémoire trop complaisant de son élève et ami, l'illustre Trousseau, le second, dans une longue monographie, la gloire d'avoir le plus contribué à établir et à faire connaître cette unité de la fièvre typhoïde, proclamée plusieurs années auparavant par l'éloquent professeur du Val-de-Grâce. Il nous sera facile de montrer le rôle de chacun de ses auteurs, et par quelques extraits de leurs ouvrages de faire voir quelle est la part que chacun a prise à ce travail.

Dans l'examen de la doctrine de la nosographie philosophique, Broussais fait une critique de la classification donnée par Pinel pour les fièvres essentielles, et il

(1) Burserius. (T. I, p. 440.)

s'efforce de les ramener à l'unité en démontrant qu'elles ont toutes pour cause l'irritation de la muqueuse de l'estomac et de l'intestin. La même idée se trouve exprimée dans ses propositions.

« La gastro-entérite, dit-il, se reconnaît par les sympathies qu'elle développe, savoir : 1° les organiques, rougeur et chaleur des ouvertures des membranes muqueuses et de la peau, altération des sécréteurs de la bile, de l'urine et surtout du mucus ; 2° les relatives, qui sont les douleurs de la tête et des membres, l'aberration de la faculté de sentir et de juger. L'influence exercée sur le cœur est commune à plusieurs autres phlegmasies.

« Les gastro-entérites aiguës qui s'exaspèrent, arrivent toutes à la stupeur, au fuligo, à la lividité, à la fétidité, à la prostration, et représentent ce qu'on appelle fièvres putride, adynamique, typhus; celles dans lesquelles l'irritation du cerveau devient considérable, qu'elle s'élève ou non au degré de la phlegmasie, produisent le délire, les convulsions, etc., et prennent le nom de *fièvres malignes*, *nerveuses* ou *ataxiques*.

« Toutes les fièvres essentielles des auteurs se rapportent à la gastro-entérite simple ou compliquée. Ils l'ont tous méconnue lorsqu'elle est sans douleur locale, et même lorsqu'il s'y trouve des douleurs, les regardant toujours comme un accident » (1).

On le voit, Broussais frappait trop fort, voulant frapper juste, en réduisant les fièvres à une simple phlegmasie; mais ce que l'on ne peut contester, c'est la voie dans laquelle il engageait les esprits, leur imprimant l'idée de l'unité, et poussant à de nouvelles découvertes

(1) Broussais. Examen des doctrines médicales. (T. I, p. XXXIV, prop. 137, 138, 139.)

ses contradicteurs eux-mêmes, qui, voulant le combattre avec ses propres armes, dirigèrent leurs études sur les altérations anatomiques qu'il avait signalées, dans l'espoir de le confondre, et qui, désarmés par l'évidence, firent connaître les lésions qu'entraînait à sa suite la fièvre typhoïde, avec beaucoup plus de précision et de détails que Broussais lui-même, qui n'avait guère fait qu'en signaler l'existence et le siége.

Plus loin il dit encore : « Si les médecins qui ont ouvert les cadavres des sujets morts de leurs fièvres ataxiques avaient inspecté l'intérieur des voies gastriques, ou s'ils avaient vu ce que signifient la rougeur, le gonflement, les *ulcérations* qu'on y rencontre, ils n'auraient pas avancé qu'on ne trouve point de traces de phlegmasie à la suite des fièvres ; car il n'en est aucune de celles qu'ils appellent essentielles qui n'offre ces lésions à un degré plus ou moins prononcé, indépendamment des signes d'inflammation qui peuvent se présenter dans les autres tissus.

« On demandera peut-être que je fournisse des preuves de cette dernière proposition; mais je ne saurais les trouver dans les livres classiques. En effet, comment en appeler aux anciens auteurs, qui n'ouvraient pas les cadavres ou qui ne tiraient aucune conclusion de ce qu'ils avaient trouvé dans les voies gastriques? M'en rapporterai-je aux auteurs vivants ? Ils se partagent en deux sections : les uns, sans prévention, conviennent de la vérité; ils croient avec moi qu'il existe pour le moins une gastro-entérite à la suite des prétendues fièvres essentielles ; d'autres, qui ont leurs motifs, se refusent à l'évidence... Mais, quand je vois quelques faiseurs d'observations publier des ouvertures de cadavres dans lesquels ils assurent avoir en vain cherché des traces de phlegmasie, à l'appui de leurs prétendues fièvres adynamiques, je suis réduit à répondre ou qu'ils n'ont pas su les distinguer, ou qu'ils en ont imposé. C'est donc à l'avenir qu'il faut en appeler; mais je ne suis que trop sûr de son témoignage, lorsque tous les petits intérêts de coterie auront fait place à l'amour de la vérité. » (*Exam.*, t. II, p. 423.)

Après ces informations, après ces renseignements et ces écrits, et il faut se reporter à l'époque pour se faire une idée exacte de l'autorité qu'avait alors la parole de Broussais, n'est-on pas quelque peu surpris de lire en tête de l'avertissement qui précède la seconde édition du livre de M. Louis sur la fièvre typhoïde, les lignes suivantes : « Malgré les travaux de Prost, ceux de MM. Petit et Serres, de M. Bretonneau et de quelques autres contemporains célèbres, on était loin de s'entendre au moment de la publication de mes recherches sur ce qu'il fallait penser des six ordres de fièvre de Pinel... Aujourd'hui, la confusion a cessé : on reconnaît que les fièvres de Pinel, à part la peste, ne forment qu'une seule et même maladie, dont le caractère anatomique consiste non dans une inflammation de l'estomac et de l'intestin, mais dans une lésion profonde et spéciale des plaques elliptiques de l'intestin grêle. Ceux qui, jusqu'alors, avaient défendu avec le plus de vivacité la doctrine des fièvres, ont abandonné leur manière de voir et reconnu, pour la plupart, comme l'a fait M. Chomel, l'exactitude des faits que j'ai observés et celle des conclusions que j'en ai déduites. Ce changement d'opinion a eu lieu non-seulement en France, mais partout où des médecins observateurs ont suivi le mouvement de la science; et, parmi les étrangers, les médecins américains ont été des premiers à reconnaître l'exactitude de mes recherches. »

Ainsi donc, avant M. Louis, personne n'avait eu l'idée que les différentes fièvres des auteurs auraient bien pu n'être qu'une seule et même maladie. Je me trompe; l'auteur accorde que Prost, Petit et Serres, et Bretonneau, avaient bien dit quelque chose à ce sujet, mais leur voix trop peu autorisée n'avait pas suffisamment attiré l'attention du public médical; il était réservé à M. Louis de découvrir, en 1829 (1), que jusqu'à lui on avait ignoré l'existence de la fièvre typhoïde. De pareilles assertions n'ont pas besoin d'être réfutées; les faits parlent assez haut par eux-mêmes pour se passer de commentaires, et si nous accordons à M. Louis d'avoir vulgarisé les idées de Broussais, en leur donnant la sanction de son autorité; si en même temps nous reconnaissons qu'il a, dans de nombreuses observations, avec autopsies à l'appui, fait connaître d'une façon beaucoup plus nette qu'on ne le faisait avant lui, l'anatomie pathologique de la fièvre typhoïde, en montrant d'une part que l'inflammation a pour siége principal les plaques de Peyer et les follicules de l'intestin grêle, et non pas la muqueuse de l'estomac, à laquelle Broussais avait eu le tort de faire jouer un rôle important; en examinant, d'autre part, avec un soin très-grand, les lésions consécutives qu'on peut rencontrer dans les autres organes, à la suite de cette affection; si enfin nous disons

(1) Recherches sur la maladie connue sous le nom de gastro-entérite, fièvre putride, adynamique, ataxique, typhoïde, par P. C. A. Louis, 1829. Ce n'est que dans la deuxième édition, parue en 1841, qu'il substitua le mot de fièvre typhoïde à celui de gastro-entérite.

qu'il a donné de la maladie qui nous occupe la description la plus complète (nous pourrions mettre la plus minutieuse) qui ait paru jusqu'alors, tant au point de l'étiologie que de la marche et du pronostic, nous croirons avoir rendu pleine et entière justice à M. Louis. Et encore, en parlant ainsi, lui attribuons-nous peut-être plus qu'il ne lui est dû, car nous ne pouvons omettre de dire qu'on doit à Bretonneau, ainsi qu'à Trousseau, qui travaillait alors sous ses auspices, une très-bonne description de la dothiénentérie, au point de vue particulièrement de l'anatomie pathologique. Dans ce travail, Trousseau signale jour par jour l'état des lésions de l'intestin, et depuis, malgré les grands progrès de l'anatomie pathologique, on n'a pas changé grand'-chose à sa description (1). Or, c'est en 1826 que parut le mémoire de Trousseau, dans les *Arch. médic.* (t. X), et ce n'est que trois années plus tard que le livre de M. Louis voyait le jour. Est-ce à lui que Trousseau fait allusion dans les dernières lignes de son travail : « J'ai voulu, en publiant ce mémoire, calmer un peu l'ardente avidité de ceux qui, je le sais, s'occupent en ce moment d'un traité *ex professo*, sur l'ulcération des cryptes dans

(1) Nous ne voulons pas dire pour cela qu'il n'y avait plus rien à ajouter à la description donnée par Trousseau. Les travaux de Zenker sur la dégénérescence des muscles, ainsi que ceux d'Hoffmann sur le même sujet. Les recherches de Coze, de Feltz et de Tigri, ainsi que celles de Hallier, sur la présence du microzoaires dans le sang des typhoïques, recherches qui du reste ont besoin d'être confirmées, enfin les observations plus récentes de M. Hayem sur les myosites de la fièvre typhoïde, nous donneraient un démenti. Ce que nous constatons seulement, c'est que les grandes altérations avaient été décrites, et leur nature ainsi que leur siége avaient été parfaitement indiqués.

les fièvres graves. J'ai voulu prendre acte publiquement... M. Bretonneau, d'ailleurs, m'autorisant à publier ses idées. »

Il n'est pas besoin d'une grande perspicacité pour répondre par l'affirmative; il n'y a pas eu tant de traités *ex professo* sur la fièvre typhoïde qui aient paru à cette époque, pour faire hésiter sur celui à qui étaient destinées ces lignes.

Trousseau prend donc place pour son maître, mais là où il s'avance trop, c'est quand il attribue à Bretonneau la découverte de Broussais. Le mérite du célèbre médecin de Tours, et c'en est un véritable, fut de donner sous un nom nouveau, la dothiénentérie, une localisation plus exacte et une très-bonne description anatomo-pathologique d'une maladie encore assez peu étudiée. On voit que la route était aplanie, et que, grâce à ses devanciers, M. Louis n'avait plus qu'à corroborer par ses travaux les faits bien observés; à élaguer les erreurs, et enfin à rassembler et à coordonner les descriptions des différents auteurs, pour en faire un tout ou l'on pût enfin trouver l'unité et la clarté. L'œuvre était encore délicate et difficile, il sut s'en tirer avec honneur, et c'est un titre suffisant à sa gloire, pour qu'on n'ait pas besoin de lui en attribuer d'autres qui ne seraient pas mérités.

Je n'ai rien dit du travail de Prost, la Médecine éclairée par l'ouverture du corps, qui avait paru en 1804 et dans lequel il y est dit : « Les fièvres muqueuses, gastriques, adynamiques, ataxiques, ont leur siége dans la membrane muqueuse des intestins. Elles résultent des altérations diverses de cette membrane. » Cet auteur reprenait la tradition interrompue par Pinel, mais son ouvrage était resté dans une obscurité assez grande, et ce ne fut que beaucoup plus tard, qu'on le tira de l'oubli ou il était tombé, afin de disputer à Broussais la priorité de son œuvre.

Il y aurait encore à parler des longues et célèbres discussions qui s'élevèrent entre Andral et Chomel d'une part et M. Bouillaud d'autre part, au sujet des fièvres essentielles, mais cela n'entre pas dans notre cadre. Le but que nous nous étions proposé dans cet aperçu historique un peu étendu, et malgré cela pourtant fort incomplet, est atteint. Nous voulions simplement rendre justice à l'un des hommes qui ont le plus illustré la médecine française au début de ce siècle. Esprit plus brillant que solide, son influence eut plus d'éclat que de durée, et il y a bien longtemps que la théorie de l'inflammation a été rejoindre les hypothèses plus anciennes, mais sans plus de fondement, qui sont, hélas! l'apanage trop habituel de notre art. Toutefois il m'a semblé que l'oubli dans lequel Broussais repose aujourd'hui était trop profond, et que l'homme qui avait eu la gloire de constituer l'unité des fièvres, base de la pyrétologie actuelle, méritait qu'on ne laissât pas attribuer à d'autres auteurs un honneur qui lui était légitimement acquis.

## ÉTIOLOGIE.

Je ne me propose pas d'aborder dans cette seconde moitié de mon travail, toutes les causes extérieures qui peuvent être l'occasion du développement de la fièvre typhoïde chez les individus qui portent en eux la prédisposition à cette maladie. La plupart, en effet, celles que je me contenterai de signaler pour mémoire, sont acceptées par tous les médecins, et parfaitement connues d'eux. Il n'en est pas de même de la contagion qui, admise par les uns, rejetée par les autres, a compté tour à tour des partisans et des détracteurs acharnés, et qui, finalement, trouve encore aujourd'hui des esprits qui la repoussent systématiquement; toutefois il est vrai de dire que leur nombre tend à diminuer de jour en jour. Parmi les maîtres nous voyons cette division exister ; et si d'une part Trousseau, Louis et même Chomel dans une certaine limite, se montrent partisans de la contagion, d'une autre part, MM. Andral et Bouillaud se déclarent les adversaires de cette manière de voir. A quoi tient cette divergence d'opinions, et comment expliquer un désaccord si complet chez des hommes aussi instruits et aussi éminents?

Deux raisons principales nous paraissent pouvoir expliquer ces divergences. La première c'est que la fièvre typhoïde, tout en étant contagieuse (et c'est ce que nous espérons pouvoir démontrer), l'est à un degré beaucoup moindre que ne le sont, par exemple, la diphthérie ou la scarlatine; et de plus, elle est dans mainte occasion manifestement infectieuse, la contagion n'étant ensuite que la conséquence de l'infection.

La seconde raison tient au milieu où ces auteurs ont observé et pratiqué. Personne n'ignore que, dans les grands centres de population, tels que Paris, il est fort difficile souvent, pour ne pas dire impossible, de remonter à la source du mal; or, voyant d'un côté des malades atteints de fièvre typhoïde, sans qu'on pût savoir si cette maladie était le résultat d'un contact plus ou moins direct; voyant d'autre part les personnes qui les entouraient ne pas être pour cela fatalement atteintes du même mal : comparant à cette immunité relative les cas si nombreux où dans des maladies franchement contagieuses on voit presque tous ceux qui entourent le malade être pris à leur tour, on a été amené à mettre en doute la possibilité d'une contagion qui ne se manifeste que d'une façon relativement assez peu fréquente.

Nous devions donc aller chercher les preuves à l'appui de notre thèse dans les différents mémoires et dans les nombreux travaux qu'ont donnés sur ce sujet les médecins qui exercent à la campagne. Nous trouverons dans leurs ouvrages, dont un bon nombre ont un véritable mérite, la démonstration qu'il nous eût été bien difficile de trouver à Paris. Mais, avant de traiter ce sujet, nous devons rappeler dans un court chapitre les différentes causes qui, en dehors de la contagion, paraissent influer sur le développement de la fièvre typhoïde.

## CHAPITRE I.

### CONDITIONS POUVANT FAVORISER LE DÉVELOPPEMENT DE LA FIÈVRE TYPHOIDE.

L'âge, l'encombrement et l'acclimatement, telles sont pour Trousseau les trois causes sérieuses qui, en dehors de la contagion, peuvent favoriser le développement de la dothienentérie (1). « Ce serait nous engager, dit-il, sur le terrain des banalités que de parler de l'influence d'un air vicié par des émanations putrides, de l'usage des aliments gâtés, des boissons corrompues, etc.; toutes causes hypothétiques que rien ne prouve. » Sans doute lorsqu'on cherche la cause d'une maladie, on n'arrive pas à la certitude que donnent les sciences exactes; mais de ce qu'on ne peut arriver à cette certitude mathématique, il ne faut pas pour cela laisser de côté toute recherche et faire litière de probabilités souvent fort précieuses, surtout lorsque des observations répétées en ont démontré l'importance. Je traiterai donc l'étiologie de la fièvre typhoïde, comme si je traitais de l'étiologie en général; j'examinerai les causes prédisposantes générales, puis je chercherai dans les causes prédisposantes individuelles, celles qu'on peut rattacher au développement de la fièvre typhoïde.

§ I. *Causes générales.* — Tout en admettant l'influence de l'air, sans toutefois lui attribuer l'importance que lui donnaient d'anciens auteurs (2), mais avec de légi-

(1) Clinique de l'Hôtel-Dieu. (T. I, Dothiénentérie, p. 279.)

(2) Talis est sanguinis dispositio qualis est aer quem inspiramus. (Ramazzini, De constitutione anni 1691.)

times réserves, il est impossible de savoir de quelle façon il exerce son pouvoir sur l'économie, nous ne pouvons donc parler de son action à propos de la maladie qui nous occupe. Il n'en est pas de même des saisons; on a observé que le plus grand nombre des cas de fièvre typhoïde se présentait en automne, puis viennent ensuite l'été et l'hiver par ordre de fréquence, et en dernier lieu le printemps. Tels sont du moins les résultats donnés par les statistiques. On a signalé aussi les hivers rigoureux et les étés chauds et secs, comme étant peu favorables au développement de la maladie, tandis que les hivers doux et les étés frais et humides auraient une influence contraire. Toutefois il paraît juste de dire que ce qui précède ne peut s'appliquer qu'aux lieux où la fièvre typhoïde règne endémiquement, car, lorsqu'elle se présente avec le génie épidémique, elle sévit en toute saison aussi bien au printemps qu'à l'automne, ainsi que le prouvent les relations d'épidémies qui se trouvent consignées dans les annales de la science.

Parmi les causes générales, on a invoqué l'influence de la constitution géologique du sol. Il y a quelques années, Magne a lu, à l'Académie de médecine, un travail sur les rapports de composition des terrains secondaires et tertiaires avec la fréquence et le développement des fièvres typhoïdes. Ce mémoire, dont ou trouvera les conclusions dans le *Bulletin de l'Académie*, eut un certain retentissement et fut accueilli avec faveur. C'est peu de temps après que le Dr Guipon (de Laon), qui avait fait des recherches sur les épidémies, publia dans la *Gazette médicale* un travail dans lequel, tout en confirmant la valeur du fait établi par Magne, il constata en outre que les terrains tertiaires sont d'autant plus favorables à l'étiologie des endémo-épidémies de fièvres typhoïdes, qu'ils sont plus chargés de couches alluviennes. Les recherches sur ce point étiologique ne sont pas nombreuses, il nous a paru cependant utile de les signaler, car, outre l'intérêt qu'elles présentent, il y a là une voie ouverte à de nouvelles investigations qui ne seraient pas sans utilité.

Deux causes extérieures beaucoup plus importantes, mais sur lesquelles je n'insisterai pas, parce qu'elles sont parfaitement connues et admises ; ce sont l'encombrement et surtout l'acclimatement. L'encombrement facilite la contagion, et c'est surtout à ce point de vue qu'il est à craindre. Dans une agglomération considérable d'individus l'air se renouvelle difficilement ; or, dans un remarquable mémoire présenté à l'Académie de médecine en 1855 et sur lequel nous reviendrons à propos de la contagion, Piedvache a observé que les malades autour desquels l'air se renouvelait librement n'ont pas communiqué la maladie, et que ceux-là seuls l'ont contractée, qui ont séjourné dans l'atmosphère des malades autour desquels l'air ne se renouvelait pas. Quant à l'acclimatement, c'est un fait sur lequel on ne peut élever le moindre doute. La plupart des malades qu'on observe dans les hôpitaux ne sont à Paris que depuis un temps relativement assez court, et l'on ne manque jamais dans l'interrogatoire qu'on leur fait subir, lorsqu'on soupçonne une fièvre typhoïde commençante, de leur demander si leur séjour dans la capitale date de peu de temps. C'est généralement pendant les deux premières années que les individus venant de la province et de l'étranger, payent leur tribut à la maladie. Sur 129 cas observés par Louis, nous trouvons 119 sujets qui ont été atteints après un séjour au-dessous de trente mois, et dix seulement qui étaient à Paris depuis un temps qui variait de quarante mois à huit ans. De plus et toujours d'après la même statistique, on voit que la maladie est d'autant plus grave et l'issue plus funeste qu'elle a débuté dans les premiers temps du séjour. Ainsi, sur 73 sujets atteints de fièvre typhoïde, et à Paris depuis un espace de temps qui a varié de deux semaines à dix mois, vingt-huit ou plus du tiers ont succombé; tandis que sur 56 qui s'y trouvaient depuis plus de temps, seize, c'est-à-dire moins de la troisième partie et de beaucoup, sont morts.

L'influence de l'âge est aussi très-considérable sur le développement de la fièvre typhoïde; on peut dire qu'elle est la maladie de la jeunesse ; elle sévit surtout entre 14 et 30 ans. Il n'est pas rare de l'observer au-dessous de cet âge. Trousseau parle d'enfants de 2 à 7 mois qui ont été atteints. Dans les premières années de l'existence, on en voit des exemples, la fréquence augmente de 7 à 14 ans, pour atteindre alors son maximum, qui dure pendant une période de quinze années. Sur 138 cas de fièvre typhoïde (dans un hôpital où l'on ne reçoit pas d'enfants), Louis a trouvé 128 malades dont l'âge variait entre 15 et 30 ans et 10 seulement de 30 à 39. Quoique plus rarement que pendant l'enfance, on observe encore quelques cas de fièvre typhoïde après 40 ans. Trousseau, dans sa clinique, parle d'une femme de 64 ans, morte dans son service d'une fièvre typhoïde. MM. Lombard et Fauconnet, de Genève, ont rapporté des faits analogues; ils ont même fait l'autopsie d'un homme âgé de 70 ans, chez lequel ils ont trouvé les lésions caractéristiques de cette maladie. Dans la *Gazette des hôpitaux*, en 1868, M. Grandmottet a publié une observation de fièvre typhoïde chez un homme de 63 ans, mais tous ces exemples, qui ne sont en somme que des exceptions, n'infirment en rien le fait, que la jeunesse et l'âge adulte sont les plus exposés et de beaucoup à la contracter.

Le sexe ne paraît pas avoir une influence marquée. On observe il est vrai, dans les hôpitaux, plus d'hommes atteints de cette maladie que de femmes; mais cela tient à ce que le nombre des hommes qui viennent à Paris, et qui ne peuvent rester chez eux quand ils sont malades, est, suivant toutes les apparences, beaucoup plus grand que celui des femmes. Ce qui fortifie cette manière de voir, d'après Louis, c'est que la mortalité est la même dans les deux sexes, ce qui n'arriverait pas probablement si la prédisposition à la maladie était plus considérable chez l'un que chez l'autre.

Les aptitudes des sexes ne paraissent pas non plus démontrées à Gendron (1), qui remarque que dans les grandes villes, dans les établissements publics, dans les armées, les hommes fournissent naturellement un plus grand nombre de fiévreux que les femmes; mais que dans les campagnes, où ces dernières se consacrent aux soins des malades, fréquemment elles font les frais de l'épidémie. C'est ainsi, ajoute-t-il, qu'au hameau de la Brosse, sur onze dothiénentériques, on comptait neuf femmes.

Les sujets atteints de fièvre typhoïde sont la plupart du temps d'une constitution assez forte. Ce fait est constaté par Louis dans ses statistiques, mais il ne s'y ar-

(1) Journal des Conn. médico-chirurgicales, 1834.

rête pas. M. Barthez (1) pense aussi que les gens robustes en sont plus souvent frappés, et c'est à cela qu'il attribue le peu de fréquence de la contagion dans les salles d'hôpitaux, où ceux qui se trouvent en contact avec les typhoïdes sont des individus débilités déjà par d'autres maladies.

Les fatigues, les changements d'habitudes, les excès de toute sorte, et surtout la mauvaise nourriture, joueraient, d'après bon nombre de médecins, un rôle important au point de vue étiologique. Sans les repousser complétement, je crois qu'il est juste de leur attribuer un rôle tout à fait secondaire.

Avant de terminer cette énumération, nous dirons un mot des articles que M. le Dr Frémy fit paraître en 1860 dans la *Revue des sciences médicales*. Dans ce travail, l'auteur a pour but de démontrer, avec plusieurs observations à l'appui, que souvent la fièvre typhoïde est causée par la constipation. Il explique cette genèse de la maladie par un empoisonnement dû à l'absorption des parties liquides qui entrent dans la composition des matières fécales; d'où il tire la conclusion qu'en purgeant les malades au début, on pourrait faire avorter la maladie. Cette déduction, qui est fausse, nous paraît venir d'un point de départ également faux.

Très-considérable d'abord est le nombre des personnes constipées, surtout dans le sexe féminin; il n'y a donc rien d'étonnant qu'une partie d'entre elles paie son tribut à la maladie. De plus, dans les observations que cite M. Frémy, à l'appui de sa proposition, bon nombre de malades étaient constipés depuis plusieurs

(1) Société médicale d'observation. (Voy. Gaz. des Hôpitaux, 1867.

mois ou plusieurs années. Comment se fait-il que le poison, après avoir été toléré si longtemps sans conséquences fâcheuses, ait fini par où il aurait dû vraisemblablement débuter, c'est-à-dire par causer des troubles, indices de sa présence dans l'économie? Enfin, si cette auto-infection, qu'on me passe le mot, était le résultat d'un empoisonnement dû aux matières délétères, liquides ou gazeuses, contenues dans les excréments, les individus qui, par leur métier, se trouvent presque toujours dans l'atmosphère des fosses d'aisance, contracteraient plus facilement que d'autres la fièvre typhoïde. Or, malgré l'opinion de Griesinger et surtout de Murchison, qui voient dans les émanations des latrines une cause puissante pour le développement de la maladie, les statistiques ne nous montrent pas que les vidangeurs soient plus souvent atteints de la fièvre typhoïde que les gens qui exercent d'autres métiers. Ai-je besoin d'ajouter qu'on ne fait pas plus avorter une fièvre typhoïde qu'on ne fait avorter une rougeole ou une variole?

En finissant, je citerai, sans chercher à l'expliquer, un fait curieux, qui prouve tout au moins l'utilité des forêts, au point de vue de l'hygiène publique, et le tort qu'on a de pratiquer le déboisement en France sur une si grande échelle. Le Dr Le Cottier, dans une lettre publiée dans l'*Union médicale*, en 1858, signala une épidémie de fièvre typhoïde qui parut trois fois en quarante ans, dans une même localité, après la coupe d'un bois faite trois fois à vingt ans de distance.

## CHAPITRE II.

### DE LA CONTAGION.

Nous voici arrivés à la partie la plus intéressante, pour nous, de l'étiologie, celle sur laquelle tout le monde n'est pas encore aujourd'hui complétement d'accord. Sur ce point, comme sur tous les autres, il faut commencer par préciser ce qu'on doit entendre par contagion, et en donner une définition aussi exacte que possible. Qu'est-ce donc que la contagion? En quoi consiste le principe contagieux? La fièvre typhoïde est-elle une maladie contagieuse? Tels sont les trois points que nous allons tâcher d'élucider.

Hufeland a défini la contagion ou le principe contagieux, une matière subtile qui s'insinue dans le corps vivant, et qui peut y exciter une espèce déterminée de maladies. Il admet deux espèces de contagions, l'une vive et l'autre morte : « La contagion vive est produite par un corps vivant; elle peut avoir lieu dans toutes les maladies où les humeurs sont parvenues *à un haut degré de corruption putride*, et lorsqu'il y a changement spécifique dans l'état des organes sécrétoires, comme dans celui des humeurs qu'ils sécrètent, comme dans la rougeole, la scarlatine, la dysentérie, etc. La contagion morte est celle dont la matière s'exhale des corps inanimés : tels sont les miasmes des marais, l'air corrompu qui produit des fièvres catarrhales, etc. »

Cette définition est mauvaise; elle confond deux choses bien distinctes, et sur la seconde desquelles nous reviendrons brièvement, la contagion et l'infection; elle donne pour caractère de la contagion morte, ce qui nous servira en partie à distinguer les maladies infectieuses de celles qui sont simplement contagieuses.

Anglada (de Montpellier) (1) l'appelle : la transmission d'une affection morbide de l'individu malade à un ou plusieurs individus, par l'intermédiaire d'un principe matériel étant le PRODUIT D'UNE ÉLABORATION morbide spécifique; lequel principe, communiqué à l'homme sain, déterminera chez lui les mêmes phénomènes, les mêmes expressions symptomatiques que les phénomènes, les expressions symptomatiques observés chez l'individu d'où il est parti.

Cette interprétation vaut incomparablement mieux que la première; il n'y a plus cette confusion entre le principe contagieux et le principe infectieux. On peut cependant reprocher à Anglada la longueur de sa définition, et de plus les tendances vers le spécificisme qui percent dans ces quelques lignes. C'est probablement à cause de cela que Trousseau se rallie entièrement à cette manière de voir. Toutefois, malgré sa grande autorité, nous n'adopterons pas cette définition, et nous dirons avec M. Bouillaud qu'on doit appeler contagion l'acte par lequel une maladie déterminée se communique d'un individu qui en est affecté à un individu sain, au moyen d'un contact soit immédiat, soit médiat.

Cette définition, qui est, à peu de chose près, celle que donne Chomel dans sa Pathologie générale, nous paraît la meilleure, parce qu'elle ne préjuge en rien sur

(1) Anglada. Traité de la contagion, pour servir à l'histoire des maladies contagieuses et des épidémies. Paris, 1853. T. I, p. 12.

la manière dont se produit la contagion. On n'y trouve ni l'hypothèse du poison morbide, ni celle des miasmes, qui sont aujourd'hui fort en vogue, surtout en Allemagne, et qu'on retrouve dans presque tous les auteurs, quoiqu'elles ne reposent sur aucune base scientifique, et que, jusqu'à présent, on n'en ait pu donner aucune preuve certaine.

Si nous repoussons l'idée du poison typhique, c'est parce que nous ne trouvons pas dans l'origine et dans la marche de la fièvre typhoïde les phénomènes d'un empoisonnement. Et d'abord qu'est-ce qu'un poison? Les toxicologistes nous répondent « qu'on appelle ainsi les substances qui, introduites dans l'économie animale, soit par l'absorption cutanée, soit par la respiration, soit par les voies digestives, agissent d'une manière nuisible sur le tissu des organes. Ce sont des corps cristallisables ou volatils sans décomposition, d'origine minérale et d'origine organique, ou les sucs des plantes qui les renferment. Ils agissent en s'unissant molécules à molécules aux principes immédiats des tissus vivants dont ils modifient ainsi la constitution ou qu'ils décomposent. Ils agissent plus particulièrement sur tel ou tel tissu, selon la nature des principes immédiats qui constituent le tissu et selon leur nature propre, c'est-à-dire selon leur affinité pour ces principes. » (1).

Les propriétés des poisons sont : en premier lieu, de produire chez tous ceux qui en absorbent des désordres identiques, toujours en raison de la quantité qui en a été absorbée, quantité qui, nous le reconnaissons, peut varier légèrement, suivant la constitution des individus,

(1) Littré et Robin. Dict. de Méd. 11e édition.

mais qui, cependant, est à peu près constante; en second lieu, ils s'éliminent après un temps plus ou moins court; enfin ils agissent sur l'organisme qui les absorbe autant de fois que celui-ci se soumet à leur action.

Voyons si, dans la maladie qui nous occupe, nous allons retrouver quelques-uns des caractères que nous venons d'énumérer. Premièrement, on n'a jamais isolé le poison typhique : c'est donc purement par analogie qu'on suppose son existence. Or cette analogie n'est rien moins que démontrée. Nous avons devant nous un poison qui n'incommode pas tous ceux qui s'exposent à ses effets; tous les terrains ne lui sont pas bons; il choisit ses victimes. Je n'ai pas besoin de rappeler combien de personnes s'exposent au mal, soit en donnant des soins à un malade, soit en approchant de toute autre façon un foyer d'infection dans lequel doit être répandu le poison, sans pour cela payer leur tribut à la maladie. Il n'en est pas de même lorsqu'il s'agit d'un véritable poison; et il n'est personne qui puisse absorber une dose un peu forte d'arsenic, de phosphore ou d'un alcaloïde, comme la nicotine ou l'atropine, sans qu'immédiatement éclatent des phénomènes terribles d'intoxication.

Pour l'élimination, nous sommes obligés, comme pour l'absorptlon, de rester dans le champ de l'inconnu; toutefois, si l'on peut juger la cause d'après les effets, on est porté à croire qu'avant de s'éliminer, ce poison commence par se multiplier dans l'organisme, où il ne manifeste sa présence qu'après une incubation de plus ou moins de durée, toujours après un temps plus considérable que pour n'importe quel autre poison.

Enfin, à l'encontre des autres substances toxiques,

celle-là donne l'immunité à ceux qu'elle a atteints une première fois; car personne ne nous contestera que les cas de récidive de fièvre typhoïde sont infiniment rares. De tout cela on doit conclure que le principe contagieux ni dans son essence ni dans ses effets ne présente les caractères d'un poison. Pourquoi, dès lors, lui attribuer ce nom, qui perpétue une idée fausse que rien ne justifie?

Devrons-nous davantage admettre l'idée du miasme? Si par là on entendait dénommer le principe contagieux, sans vouloir lui attribuer des propriétés définies, ce ne serait qu'une affaire de mots, et nous l'admettrions parfaitement, prenant l'expression pour ce qu'elle vaut, et ne nous attachant qu'à l'idée qu'elle exprime. Bon nombre de médecins, du reste, en parlant du miasme morbifique, n'entendent pas préjuger sur la nature et les propriétés de l'agent contagieux, qu'ils reconnaissent comme parfaitement ignoré. Il n'en est pas de même de certains esprits remuants, inquiets, avides de l'inconnu, qui, voulant connaître le pourquoi de chaque chose, ont essayé de remonter à l'essence même de la cause et ont défini le miasme un produit de décomposition des matières organiques végétales et animales. Pour eux, la contagion s'opère par l'intermédiaire de microzoaires ou de microphytes, par le moyen de proto-organismes et de sporules répandus dans l'atmosphère, mais dont l'existence n'a pu être démontrée. Cette définition ne repose sur aucun principe de certitude. Dès lors on ne doit pas construire tout un édifice étiologique, en prenant pour base une supposition, une simple hypothèse, dont la fausseté peut, d'un jour à l'autre, nous être démontrée. Aussi, sans la repousser comme sans l'admettre, laisserons-nous de côté la théorie du miasme; nous nous en tiendrons à la définition de la contagion, que nous avons donnée plus haut. Quant au principe contagieux, nous en constaterons simplement les effets, estimant, suivant l'antique maxime, qu'il vaut mieux arrêter ses pas que d'avancer à travers les ténèbres. « Melius est sistere gradum quam progredi per tenebras. »

Lorsqu'une maladie est inoculable, on la considère comme éminemment contagieuse, et il n'est plus besoin de chercher d'autres preuves de contagion.

Malheureusement, nos recherches n'ont pu nous conduire à la découverte de faits prouvant qu'on ait tenté d'inoculer la fièvre typhoïde à des sujets humains. Le Dr Guipon (de Laon) n'est pas éloigné de croire que la fièvre typhoïde soit inoculable au même titre que la variole. Il a inoculé à des animaux, et notamment à des lapins, du sang, des portions de rate, des produits d'excrétions et d'ulcérations des plaques de Peyer, et la plupart des animaux ont succombé, dans le délai de quatre à sept jours, à des symptômes d'intoxication que l'autopsie a pu révéler. Il a même trouvé des plaques elliptiques intestinales de nature au moins équivoque, mais dont il n'a pas cru devoir tirer des conclusions rigoureuses, en ce qu'il a pu observer, comme fait anatomique dont l'expérimentation aura à tenir compte, que, chez les lapins surtout, les plaques de Peyer ont un développement plus ou moins considérable, même à l'état normal, et peuvent donner lieu à des méprises. L'auteur se réserve donc là-dessus.

Après l'inoculation vient le contact immédiat, c'est-à-dire directement exercé entre le malade et l'individu sain, et le contact médiat, qui se fait indirectement par le contact d'un objet quelconque, animé ou non. La contagion, par contact médiat, peut s'opérer par l'intermédiaire des personnes, des choses ou de l'air atmosphérique.

Nous allons donner des exemples de contagion par ces deux modes; nous les avons cherchés en dehors des écrits si connus et si probants que Bretonneau, Gendron et d'autres auteurs ont publiés, et dont il est fait mention dans la clinique de Trousseau (1).

J'emprunte au Dr Dubourg (de Marmande) (2) un premier exemple où la contagion ne me paraît pas discutable.

OBSERVATION Ire.

Il existe près du village de C..., à 13 ou 14 kilomètres de Marmande, un plateau culminant d'où l'on aperçoit la vallée de la Garonne et les sinuosités du fleuve. Sur ce côteau élevé, exposé à tous les vents, les miasmes épidémiques doivent être vigoureusement balayés, si la ventilation peut être comptée comme une immunité dans certaines maladies.

Or, sur ce monticule existe une vaste habitation rurale, et plusieurs ménages étaient établis, il y a une quinzaine d'années, sous la même toiture. La plus aisée de ces familles avait un logement plus grand que les autres, exposé au sud-est.

Mlle L..., âgée de 18 ans, arriva chez ses parents venant de Bazas, convalescente d'une fièvre typhoïde, mais encore affaiblie, anémique et non tout à fait sans varia-

(1) Clinique de l'Hôtel-Dieu. T. I, p. 276.

(2) Gazette des Hôpitaux. 1867.

tions dans l'état du pouls; en un mot, les traces de cette grave affection étaient encore empreintes sur la frêle constitution de la jeune personne.

Peu de jours après que Mlle L... fut installée dans la maison, pour s'y rétablir, son père, âgé de 55 ans, se trouva dérangé : céphalalgie, pouls petit, précipité, douleurs abdominales, borborygmes, sensation très-douloureuse à l'épigastre; tous les signes enfin de l'invasion de la fièvre typhoïde... Bientôt, malgré le traitement le plus énergique, ces symptômes ataxiques se développèrent et le malade mourut au bout de deux septénaires.

Immédiatement après cette catastrophe ou, pour mieux dire, au moment où l'on s'occupait exclusivement de l'état de Mlle L..., la maladie envahit les autres demeures, trois jeunes sujets (sur quatre atteints) des deux sexes, succombèrent successivement aux symptômes les plus violents et les plus rapides de la fièvre typhoïde, caractérisée par la forme ataxique, c'est-à-dire avec un délire incoercible, qui dura presque pendant tout le temps de la maladie.

*Réflexions de l'auteur.* — 1° Une localité des mieux placées, au point de vue hygiénique, dans une contrée où, au printemps (c'est dans cette saison que ces faits se sont passés), les senteurs des bois de chêne, des arbustes à essences aromatiques, sont si salutaires à la santé, où aucune maladie ne régnait, à part les accidents vulgaires auxquels sont sujets les cultivateurs.

2° Au milieu de ces conditions parfaites de salubrité, arrive inopinément de la ville de Bazas, distante de C... d'environ 40 kilomètres, une jeune fille imprégnée encore du principe délétère qui s'infuse, pour ainsi dire, dans les constitutions du voisinage, depuis l'âge mûr jusqu'à l'enfance, entraîne la mort de quatre personnes dans l'espace d'un mois et borne son action aux limites des demeures où il a été déposé.

3° Je me crois surabondamment autorisé à penser que le mot de contagion doit être appliqué à un pareil mode de transmission d'un principe morbide.

4° Je crois aussi (car c'est là la tendance utile et pratique de cette observation) que si l'on eût songé à isoler, dès les premiers jours, Mlle L... de son entourage, personne n'eût été atteint de la maladie, et cette convalescence, qui se termina par une guérison radicale, n'eût eu aucune influence fatale.

Le Dr Piedvache, dans son remarquable mémoire adressé à l'Académie de médecine en 1855, mémoire qui s'appuie sur 500 cas de fièvre typhoïde observés par lui, arrive aux conclusions suivantes :

1° La fièvre typhoïde, après avoir attaqué un individu, attaquait successivement les autres membres de la famille;

2° Un individu atteint de fièvre typhoïde, transporté dans sa famille, habitant un lieu où elle ne règne pas, lui communiquait la maladie;

3° L'affection se transmettait aux personnes qui donnaient des soins aux malades, tandis que le reste de la famille n'en était point atteint;

4° La garde-malade à qui se communiquait la maladie la transmettait à son tour;

5° Il a observé enfin, que tous les malades, autour desquels l'air se renouvelait librement, n'ont pas communiqué la maladie, et que ceux-là seuls l'ont contractée, qui ont séjourné dans l'atmosphère des malades autour desquels l'air ne se renouvelait pas.

A la Société médicale d'observation (1), présidée alors par M. Barthez, la question fut soulevée à propos d'une observation lue par le Dr Gouraud, et intitulée : Fièvre typhoïde, contagion ; hémorrhagie intestinale au vingt-troisième jour. Guérison.

OBSERVATION II.

Voici le résumé de cette observation en quelques lignes :

Le 14 janvier, est entrée, dans le service de M. le Dr Blache, salle Sainte-Catherine, 56, la nommée Cécile, âgée de 14 ans. Cette enfant, dit-on, est d'une bonne santé habituelle, et, dans les renseignements qui ont été fournis sur son compte, il n'a pas été dit qu'elle ait fait de maladie grave. Elle est à Paris depuis quinze mois seulement. Régime habituel mauvais. Nourriture insuffisante. Habitation humide et sombre.

L'influence contagieuse est ici évidente : la mère est actuellement atteinte d'une fièvre typhoïde grave; les trois frères de Cécile ont été également atteints de la même maladie ; l'un a été traité chez ses parents, et les deux autres à l'hôpital des Enfants. Enfin, une petite sœur de la malade est couchée dans le lit voisin, et présente les symptômes d'une légère dothiénentérie. Quant au père de cette malheureuse famille, il est actuellement alité : son état est mal défini, mais le médecin redoute également pour lui la contagion typhique.

(1) Séance du 25 mars 1867.

Vient ensuite la description de la maladie de Cécile jour par jour, nous la passons, n'étudiant pas ici la marche de la fièvre typhoïde.

L'auteur conclut de ce fait, qu'on doit, autant que possible, isoler les sujets atteints de cette maladie. Mais alors s'éleva une discussion dans la Société, discussion dans laquelle le Dr Beaumetz, aujourd'hui médecin des hôpitaux, prétendit ne pas voir dans ce cas une preuve de contagion. Pour lui la pierre de touche, si l'on peut s'exprimer ainsi, à laquelle on reconnaît qu'une maladie est contagieuse, c'est la salle d'hôpital, et, d'après lui, on n'observe pas que les infirmiers ou les malades occupant les mêmes salles, soient sujets à contracter la fièvre typhoïde.

Que la contagion soit moins manifeste pour cette dernière que pour la variole et la scarlatine, cela ne fait point de doute; s'il en était ainsi il n'y aurait pas lieu à discuter, mais de ce qu'une maladie ait certaines propriétés à un degré moindre qu'une autre, il n'est nullement logique de conclure qu'elle en est complétement privée. C'est ce qui a lieu dans le cas qui nous occupe. De plus, les observations suivantes vont prouver que, même à l'hôpital, on peut trouver des cas de contagion parfaitement manifestes. Je les ai empruntés au travail du Dr Saintin, de Strasbourg (1).

### OBSERVATION III.

En 1854, mois de novembre, requis comme sous-aide à l'hôpital militaire de Thionville, nous recevons,

(1) Sur la contagion de la fièvre typhoïde. (Strasb. 1860.)

dans le service des fiévreux auquel nous étions attaché, le sieur D..., soldat au 44e de ligne, atteint de fièvre typhoïde. Mort dix jours après son entrée. L'autopsie confirma le diagnostic.

Ce jeune soldat était arrivé au corps depuis un mois ; quelques jours avant son départ d'une campagne du Limousin, sa sœur était morte d'une fièvre typhoïde.

*Dans un lit voisin* se trouvait un autre militaire du même corps, et convalescent d'une hépatite légère, qui, dès le lendemain de la mort de son camarade, se plaignit de malaise, de céphalalgie, de bourdonnements d'oreille : il avait la fièvre typhoïde. Mort au seizième jour. Autopsie.

L'infirmier de la salle, qui depuis deux mois seulement faisait le service, ne tarda pas à garder le lit, étant atteint de cette même affection; elle fut bénigne.

## OBSERVATION IV.

Dans le courant de 1858, faisant le service d'aide-major près la garnison de Marsal, nous voyons deux bataillons du 32e de ligne, venant de Phalsbourg, remplacer deux autres bataillons du 63e de ligne retournés sur Nancy.

Chez ces nouveaux venus, figuraient plusieurs militaires ayant passé quelque temps à l'hôpital de Phalsbourg. Un d'entre eux avait été placé, pendant sa maladie, dans une salle où se trouvait encore un camarade convalescent de la fièvre typhoïde. Trois jours après son arrivée à Marsal : frissons, céphalalgie, épistaxis, début d'une fièvre typhoïde. Evacué sur l'hôpital de Vic, *trois jours après son voisin de droite*, traité dans le même hôpital pour un point pleurétique droit, fut pris d'une fièvre ataxo-adynamique très-intense, dont il guérit après une longue convalescence.

*L'infirmier*, qui était resté constamment à faire le service de cette salle pendant la maladie de ces deux militaires, ne tarda pas à en être pris. Elle revêtit chez lui la forme adynamique. La guérison n'eut lieu qu'après cinquante jours, mais les eschares du sacrum se cicatrisèrent seulement après trois mois.

### OBSERVATION V.

En 1854, fin d'août, lorsque nous donnions nos soins aux cholériques, dans un village du département de la Meurthe, village du reste parfaitement situé sous tous les rapports, et n'ayant offert depuis longtemps aucun cas d'affection typhoïde, nous avons été témoin du fait suivant :

La fille d'un fermier, à l'aise et bien logé, pour éviter le choléra, quitte le pensionnat où elle se trouve, et revient dans sa famille; trois jours à peine s'étaient écoulés, que cette jeune fille éprouva une céphalalgie assez intense, des frissons plus ou moins prolongés, de la diarrhée, des épistaxis surviennent, en un mot, tout le cortége des symptômes typhoïdes se présenta. Le Dr Pérot, de Vizelise et moi, nous sommes appelés, et nous constatons, chez la jeune personne, la forme adynamique la plus prononcée. Son état s'aggrave et se prolonge jusqu'au vingtième jour, et la malade succombe.

Une sœur plus âgée, qui l'avait soignée pendant sa

maladie, présente, le jour de sa mort, les premiers symptômes d'une dothiénentérie qui guérit au vingt-cinquième jour.

Un de ses frères, âgé de 24 ans, habitant dans le même village et la même rue, une maison propre et aérée, vint souvent à la maison paternelle voir ses sœurs. La deuxième entrait en convalescence, quand il est pris d'une fièvre ataxo-adynamique dont il guérit. Enfin, la malheureuse mère, qui avait soigné ses trois enfants, est atteinte de la maladie et meurt le vingtième jour.

Le père et la femme du jeune homme échappent seuls au fléau. Cette dernière a eu la fièvre typhoïde dans son enfance.

A la même époque, dans la même localité, tombe malade une femme alliée à la première famille. Cette femme, âgée de 38 ans, avait rendu de fréquentes visites aux malades précédents pendant leur maladie ; elle avait passé plusieurs veillées auprès d'eux et leur avait donné ses soins. La fièvre typhoïde l'emporte en quinze jours. Les deux fils, âgés l'un de 14 et l'autre de 17 ans, qui lui ont donné des soins, ont la fièvre typhoïde et ne guérissent qu'après une longue convalescence. Le père les soigne et ne contracte rien; mais il a eu cette maladie dans sa jeunesse.

Le fait suivant, emprunté au Dr Rizet, montre un exemple de contagion extrêmement curieux, et qui milite fort en faveur de l'isolement.

## OBSERVATION VI.

Au mois d'avril 18..., la fièvre typhoïde attaque un jeune homme de 16 ans, habitant Fontainebleau depuis quatre à cinq ans. Dans ce moment, aucune maladie de ce genre n'existait dans la ville, et la maison habitée par ce jeune homme était du reste parfaitement située ; six personnes constituaient toute la famille du malade, habitant à la fois le rez-de-chaussée et le premier.

Sans aucune cause connue, ce jeune homme est pris de fièvre typhoïde, il entre en convalescence vers le trente-cinquième jour. Au 1er mai, sa sœur aînée est prise de la même maladie, qui fut très-grave, mais se termina pourtant par la guérison. La sœur cadette, âgée de 12 ans, fut atteinte du même mal, qui l'emporta le dixième jour. Dans la famille, il restait un frère qui n'en fut point atteint, il était rarement à la maison, et couchait, ainsi que les parents, au rez-de-chaussée.

Pendant la maladie de ces jeunes gens, une tante vint souvent les soigner. Elle fut prise, le 20 mai, de la fièvre typhoïde. Après avoir gardé le lit près de quarante jours, elle communiqua son affection à la fille aînée, âgée de 20 ans, puis celle-ci à une sœur plus jeune, âgée de 13 ; personne ne succomba.

Une amie était souvent venue chez ces derniers malades ; elle ne tarda pas à contracter l'affection typhoïde, qui, d'une manière successive, pénétra dans une quarantaine de familles entre lesquelles il y eut de fréquentes relations. Une chose très-remarquable, c'est que la même maladie ne se montra dans aucune des familles anglaises, au nombre de quinze, qui se trouvaient alors à Fontainebleau. La fièvre typhoïde visitait seulement les maisons des personnes qui communiquaient avec les malades, et respectait celles des Anglais, qui se gardaient d'avoir la moindre communication avec le dehors.

## OBSERVATION VII.

Enfin, la fille d'un médecin très-distingué, dont je m'honore d'être l'ami, et qui habite la Manche, vint, il y a quatre ans, à Paris. Cette enfant, parfaitement bien portante, alla voir sa cousine à Chatou, et passa la nuit sous le même toit que cette dernière, qui était au début d'une fièvre typhoïde grave. Trois jours après, elle repart pour la Manche, où l'attendait son père avec impatience. A son arrivée, il fut atterré de l'altération de ses traits, que l'on attribuait aux fatigues du voyage, et le lendemain de son arrivée la pauvre enfant prenait le lit; les symptômes d'une fièvre typhoïde grave se manifestaient pendant quatre semaines, pour recommencer de nouveau après quelques jours de convalescence incomplète et reproduire une répétition de tous les accidents pendant autant de temps encore.

J'aurais pu multiplier ces exemples, mais il me paraît inutile de surcharger ce travail de faits qui ne seraient pas plus probants que ceux dont je viens de donner la description. D'ailleurs, comme je l'ai déjà dit, ceux qui voudraient un plus grand nombre d'observations n'ont qu'à se reporter au mémoire du Dr Gendron, paru en 1834, et dans lequel ils trouveront ce qu'ils désirent. Il me suffisait de prouver que, dans un bon nombre de cas, la fièvre typhoïde était manifestement contagieuse; je pense avoir atteint ce but.



Paris. — Typ. A. Parent, r. Monsieur-le-Prince, 31

www.ingramcontent.com/pod-product-compliance
Ingram Content Group UK Ltd.
Pitfield, Milton Keynes, MK11 3LW, UK
UKHW012258240726
13966UKWH00004B/1479

9 782012 939653